AF495969

Extrait du *BULLETIN MÉDICAL* du 5 Avril 1905

Sur une forme encore peu connue

D'AFFECTION ANKYLOSANTE

(Maladie ankylosante symétrique et progressive)

PAR

M. le Professeur PAUL BERGER

PARIS
IMPRIMERIE TYPOGRAPHIQUE JEAN GAINCHE
15, rue de Verneuil, 15

1905

Extrait du *BULLETIN MÉDICAL* du 5 Avril 1905

Sur une forme encore peu connue

D'AFFECTION ANKYLOSANTE

(Maladie ankylosante symétrique et progressive)

PAR

M. le Professeur PAUL BERGER

PARIS

IMPRIMERIE TYPOGRAPHIQUE JEAN GAINCHE

15, rue de Verneuil, 15

1905

Sur une forme encore peu connue

D'AFFECTION ANKYLOSANTE

(Maladie ankylosante symétrique et progressive)

Par M. le Prof' PAUL BERGER

———

Il est rare d'observer et d'avoir à décrire une affection nouvelle, une maladie caractérisée par un ensemble de symptômes, de lésions, et par une évolution qui ne répondent à aucun type, à aucune description connue.

C'est ce qu'il nous faut faire, néanmoins, à l'occasion d'un cas qui s'est présenté à notre étude et dont nous n'avons trouvé l'analogue que dans une observation publiée par notre collègue, M. le prof. Raymond, dans ses leçons sur les maladies du système nerveux.

Il s'agit d'une jeune femme, couchée au lit n° 13 de la salle Lenoir, et dont les articulations des membres supérieurs et des membres inférieurs sont immobilisées par une ankylose qui les envahit d'une manière progressive, successive et symétrique.

Cette malade possède encore toutes les apparences exté-

---

(1) Leçon recueillie par M. le Dr Léo, chef de clinique adjoint, et revue par le professeur.

rieures de la santé, elle ne présente aucun autre trouble pathologique, son teint est frais et coloré, elle ne paraît atteinte dans aucune de ses fonctions, dans aucun de ses organes ; ce n'est qu'en examinant ses membres que l'on constate qu'ils sont le siège d'une ankylose totale, ou presque totale.

Celle-ci occupe les poignets, les coudes, les genoux, les doigts eux-mêmes; et pourtant on ne surprend aucune autre altération apparente de ces membres ankylosés. La palpation elle-même ne révèle rien d'anormal dans leur conformation.

Cette ankylose s'est faite, en quelque sorte, par bonds successifs. C'est par poussées bien distinctes que, sauf la hanche et l'épaule, toutes les articulations des membres supérieurs et inférieurs, droits et gauches, ont été successivement immobilisées. L'ankylose de chaque articulation a été précédée de douleurs assez intenses, suivies d'un gonflement articulaire léger. Ces douleurs disparaissaient au bout de quelques mois, laissant l'articulation indolore, mais entièrement immobilisée. L'évolution de ces ankyloses successives s'est faite du côté droit et du côté gauche, d'une façon absolument symétrique, et cette symétrie constitue même le trait le plus frappant de l'affection que nous allons étudier ; la rareté de cette observation nous engage à la reproduire ici dans tous ses détails :

OBSERVATION

ANTÉCÉDENTS DE FAMILLE. — Père et mère encore vivants et bien portants. Ils n'ont jamais eu d'autre enfant que la malade qui nous occupe.

ANTÉCÉDENTS PERSONNELS. — Mathilde H... est née en 1882. Elle a été atteinte d'une scarlatine à l'âge de deux ans.

A l'âge de quatre ans apparurent des hémorragies nasales qui n'ont jamais cessé depuis de survenir de temps à autre.

La malade fut réglée à l'âge de quinze ans.

De quinze à vingt et un ans elle était pâle, se plaignait de palpitations cardiaques, s'essoufflait en montant les escaliers ou à l'occasion d'un effort, même modéré.

Elle a été obligée d'abandonner l'état de blanchisseuse pour se faire couturière.

Elle ne signale aucun autre trouble de santé jusqu'à sa maladie actuelle.

Histoire de la maladie actuelle.

En novembre 1901, la malade avait vingt ans et demi. Elle éprouvait des *crampes* dans les deux mollets et la douleur l'empêchait de se lever. La friction de la peau des mollets augmentait la douleur. Ces crampes duraient dix minutes ou un quart d'heure; pendant leur durée les mollets étaient durs, « comme noués », dit la malade. Les crampes survenaient toutes les nuits, jamais le jour, et étonnaient la malade, qui ne marchait pas plus, à cette époque, que d'habitude.

Aucun autre symptôme ne fut perçu par la malade pendant trois mois.

En janvier 1902, les crampes cessèrent, mais la malade remarqua que les mouvements actifs de fermeture et d'ouverture de la main droite déterminaient de la douleur dans le poignet droit. Néanmoins, l'apparence extérieure du poignet resta normale.

En février 1902, le poignet droit devint manifestement plus *gonflé*, plus volumineux que l'autre. La peau ne changea pas de coloration. Elle resta pâle. La *douleur* était continue, mais médiocre, augmentée par la lpression à son niveau et par les mouvements actifs des muscles fléchisseurs et des muscles extenseurs des doigts et de la main droite. La douleur ne troublait pas le sommeil. Cet état dura deux mois, après lesquels la douleur cessa; au même moment la raideur, l'ankylose du poignet droit s'établirent brusquement et n'ont jamais rétrocédé.

Ces phénomènes de douleurs dans les mouvements, puis de gonflement articulaire, puis d'ankylose avec cessation des douleurs se sont reproduits identiquement, dans d'autres articulations, dans l'ordre suivant :

Le genou droit devint douloureux pendant l'été qui suivit l'ankylose du poignet droit, c'est-à-dire vers le mois de juillet 1902. La douleur occupait tout le genou et existait même dans le creux du jarret. La jambe se fléchit sur la cuisse. L'extension volontaire de ces deux segments du membre inférieur était impossible, mais l'extension forcée était possible et douloureuse. La malade dut s'aliter. En août 1902, elle entra à l'hôpital Tenon. Le genou droit fut placé dans une gouttière, dans l'extension. Des frictions au salicylate de méthyle amenèrent, dit la malade, un grand soulagement.

Mais, au même moment survint une éruption vésiculeuse, douloureuse, que les médecins de Tenon considérèrent comme une plaque de *zona*. Les lésions de zona partaient dans le dos, près de l'omoplate gauche, descendaient au-dessous de l'aisselle gauche, sans l'atteindre. Elles avaient la largeur du petit doigt environ. On les traita par l'application de compresses chaudes. La guérison fut obtenue en une quinzaine de jourset se main. tint depuis.

Simultanément, survinrent à cette époque et évoluèrent, comme il a été dit à propos du poignet et du genou droit, des arthrites du coude droit et de l'articulation phalango-phalanginienne du cinquième doigt de la main droite. Ces arthrites se terminèrent par l'ankylose en quelques semaines.

Pendant cette période d'automne à l'hôpital Tenon, la malade présenta de l'aménorrhée.

En novembre 1902, le genou droit fut retiré de sa gouttière. La jambe était étendue sur la cuisse, mais il s'était produit une déviation en genu valgum. La douleur, très diminuée, persistait.

La malade rentra chez elle, en boîtant, et se livra à des occupations sédentaires.

Deux mois plus tard, en janvier 1903, la malade s'aperçut, au-dessous du sein, à gauche, d'une grosseur dure, située sous la peau, assez douloureuse pour provoquer une légère dyspnée. Elle siégeait sur le rebord des fausses côtes gauches, et plus exactement sur la 9ᵉ côte et le 9ᵉ cartilage gauches, au niveau de la région qui avait été atteinte par l'éruption de zona.

En mars 1903, le poignet gauche présenta les mêmes phénomènes cliniques qu'à droite, et s'ankylosa quelques mois plus tard.

En juillet 1903, le genou gauche devint douloureux, puis gonflé. Mais la malade, instruite par l'expérience et par le redressement en gouttière, fait à l'hôpital Tenon l'année précédente pour combattre l'attitude vicieuse de l'autre genou, s'efforça, tant qu'elle put, de maintenir cette fois sa jambe gauche en extension sur la cuisse.

L'année suivante, vers le mois de janvier 1904, environ deux ans après le début de la maladie, le coude gauche devint douloureux et gonflé. L'avant-bras se fléchit peu à peu sur le bras, et le coude s'ankylosa.

Depuis un an, il n'y a pas eu de changement nouveau très notable, néanmoins la tuméfaction de la paroi costale, à gauche, qui avait atteint la grosseur d'un œuf de poule, au début, a beaucoup diminué; elle est devenue presque indolore.

Aussi, depuis un an, la malade se lève ou garde le lit, alternativement, suivant l'atténuation ou le retour de ses douleurs, car les articulations atteintes ne sont pas complètement ankylosées et provoquent une douleur sourde, variable, en rapport avec les mouvements dont elles sont le siège. Le genou droit surtout est un obstacle à la marche; il reste actuellement gonflé, en demiflexion et douloureux.

Etat actuel.

La malade est apyrétique. Entrée le 18 décembre 1904, salle Lenoir, lit n° 13, elle n'a pas eu d'autre élévation de température que celle qui fut occasionnée par une grippe légère, qui dura du 30 décembre 1904 au 4 janvier 1905, et ne dépassa pas 37°8.

Elle n'est nullement amaigrie. Son teint est particulièrement coloré, et ce teint rose, dit la malade, a coïncidé avec le début des ankyloses, et fait contraste avec sa [pâleur d'autrefois. L'appétit, le sommeil sont bons, la menstruation est normale. La malade présente à la mâchoire supérieure une première prémolaire supplémentaire, vicieusement implantée.

Examen de la motilité et des articulations.

L'articulation occipito-atloïdienne présente des craquements perçus par la malade pendant les mouvements. Ceux-ci sont normaux, mais souvent douloureux.

MEMBRES SUPÉRIEURS : 1° COTÉ GAUCHE.

L'articulation du coude gauche ne peut ni se fléchir, ni s'étendre. Les mouvements sont presque complètement abolis. L'attitude de l'articulation est la flexion à angle droit. Mais en empoignant solidement le bras et l'avant-bras, on peut les mobiliser légèrement l'un sur l'autre, dans une très faible mesure. L'ankylose n'est pas tout à fait complète. Le coude ne présente ni saillie anormale, ni gonflement, ni déformation d'aucune sorte. L'épicondyle, l'olécrane et l'épitrochlée sont sur une même ligne horizontale, comme ils doivent être. Le radius est immobilisé dans une situation intermédiaire à la pronation et à la supination, de telle sorte que sa face externe fait vis-à-vis à la face antérieure de l'humérus.

En cherchant à ouvrir le coude, en l'étendant, le long supinateur se contracte sous la peau et la soulève.

L'articulation du poignet gauche est ankylosée en demi-flexion, sans inclinaison de la main, ni sur le bord radial, ni sur le bord cubital. La demi-flexion rend l'apophyse styloïde du cubitus plus saillante que de coutume. Aucun mouvement actif n'est possible. De très faibles mouvements passifs peuvent encore s'exécuter : ils s'accompagnent de douleurs et de quelques craquements.

Les articulations métacarpo-phalangiennes correspondant au médius et à l'index sont immobilisées, ainsi que les articulations métacarpo-carpiennes qui leur correspondent. Les métacarpiens I, IV et V sont libres et non ankylosés.

Les phalanges I et II du médius et de l'auriculaire ne péuvent être étendues. L'articulation qui relie ces phalanges présente un gonflement irrégulier.

2° CÔTÉ DROIT.

L'articulation du coude droit est absolument ankylosée. Il est impossible d'y provoquer aucun mouvement. Aucune modification de forme n'est à noter (voir la radiographie).

L'articulation du poignet droit est le siége d'une ankylose très serrée. Quelques mouvements communiqués sont possibles dans une très faible mesure. Ils semblent se passer dans l'articulation médio-carpienne. La main est dans l'axe de l'avant-bras. Elle n'est pas immobilisée en demi-flexion comme du côté gauche; aussi la saillie de l'apophyse styloïde du cubitus est-elle moindre à droite qu'à gauche.

Les articulations carpo-métacarpiennes droites présentent des lésions identiques à celles du côté gauche, à savoir : une anky-lose absolue des bases des métacarpiens II et III, avec souplesse et liberté des métacarpiens I, IV, V.

Les doigts aussi présentent des ankyloses comme à gauche. L'auriculaire et le quatrième doigt sont seuls atteints. Ils sont le siège d'une demi-flexion permanente des phalanges I et II, avec possibilité de la flexion complète active et passive, et abolition de l'extension complète soit spontanée, soit provoquée.

De plus, tout en étant demi-fléchies, les deuxièmes phalanges de ces deux doigts sont attirées très fortement vers le bord radial de la main, de telle sorte qu'elles croisent la direction des doigts voisins, et inclinent leurs extrémités vers le bord radial de la main.

MEMBRES INFÉRIEURS : 1° CÔTÉ GAUCHE.

L'articulation coxo-fémorale est normale.

L'articulation du genou est ankylosée en extension complète; on ne peut lui communiquer aucun mouvement dans aucun sens. La rotule est encore un peu mobilisable sur la face anté-rieure de la trochlée fémorale. Aucune trace d'épanchement dans aucune partie de la séreuse (voir la radiographie).

L'articulation tibio-tarsienne et celles du pied sont normales.

2° CÔTÉ DROIT.

L'articulation coxo-fémorale est normale et jouit de tous ses mouvements.

L'articulation du genou est en flexion légère. Aucun mouve-ment actif n'est possible. Aucun mouvement passif ne peut non plus être communiqué à la jointure dans aucun sens.

La rotule est entièrement soudée à la face antérieure de la

trochlée fémorale. De chaque côté du tendon rotulien, les culs-de-sac synoviaux bombent légèrement et sont le siège d'un peu de douleur à la pression. Ils paraissent contenir du liquide.

Les articulations du pied se présentent dans une attitude qui donne l'aspect typique du *pied creux valgus* de Duchenne de Boulogne. La voûte plantaire est exagérée. Des plis cutanés plantaires se dirigent du talon vers le bord externe du pied, en croisant obliquement la plante, d'arrière en avant et de dedans en dehors. La largeur de la plante au niveau des articulations métatarso-phalangiennes est d'un centimètre et demi plus faible de ce côté que du côté opposé.

Si l'on appuie sur la saillie de la tête du premier métatarsien, la malade peut s'opposer à la propulsion ainsi exercée, ce qui prouve la persistance de la contractilité du muscle long péronier latéral. En palpant la région rétro-malléolaire externe, un peu au-dessus de la malléole, on trouve une corde tendue, constituée par la contracture du long péronier latéral. La malade ressent de la douleur dans cet endroit précis qui répond à la gaîne de glissement rétro-péronier de ce muscle. Elle ne peut résister à une pression exercée de dehors en dedans sur la tête du cinquième métatarsien. Il y a donc un certain degré de parésie du court péronier latéral.

Le redressement volontaire du valgus, dû à la contracture du long péronier latéral, n'est pas possible. Il semble bien qu'il y ait de la parésie des jambiers antérieur et postérieur, car la malade ne peut pas, même avec un effort manifeste de la volonté, redresser le pied en varus. Le redressement manuel du pied en varus est facile. Ceci pourrait faire admettre que l'action prédominante du long péronier latéral est plutôt due à la parésie des jambiers qu'à la contracture du long péronier lui-même.

Ces lésions du pied remontent à l'enfance de la malade et ne gênaient pas la marche.

L'articulation tibio-tarsienne permet de faire arriver le pied à l'angle droit, mais pas davantage.

Les articulations métatarso-phalangiennes sont libres.

Mensurations

Les mensurations des deux membres supérieurs ne permettent de constater aucune différence dans la longueur des différentes pièces du squelette. On observe une différence de quelques millimètres de circonférence en faveur du membre supérieur droit.

La mensuration des membres inférieurs montre un raccourcissement apparent de deux centimètres du côté droit, mais

— 10 —

surtout un raccourcissement réel de deux centimètres portant
sur le péroné droit, mesuré de son extrémité supérieure à la
pointe de la malléole externe.

Ce fait est intéressant à relever puisqu'il coïncide avec des
lésions musculaires existant à la jambe droite, et, en particulier,
avec celles du long péronier latéral.

Sensibilité

Aucune modification de la sensibilité n'a pu être constatée.
L'hyperesthésie actuelle du genou droit s'explique par le gonflement dont il est le siège en ce moment.

L'ankylose ne permet pas de rechercher l'état des réflexes
rotuliens et du coude.

Voici donc une malade qui, jusqu'alors bien portante, a
été prise d'une affection poly-articulaire évoluant *successivement* et *symétriquement*, à droite d'abord, puis à gauche,
envahissant des deux côtés les mêmes articulations dans le
même ordre, le poignet d'abord, puis le genou et le coude,
affectant même d'une façon presque identique deux doigts
de chaque main.

Chacune de ces arthropathies débute par des douleurs, du
gonflement articulaire et se termine en quelques mois par
une ankylose complète ou presque complète à laquelle les
extrémités osseuses seules paraissent prendre part, sans que
l'on observe de gonflement ni d'organisations fibreuses
péri-articulaires, sans que la contraction musculaire ou la
rétraction tendineuse participe à l'immobilisation des jointures affectées.

Ce processus évolue en quelques années, respectant
jusqu'à présent les grosses articulations de la racine des
membres inférieurs et supérieurs, mais poussant déjà une
atteinte du côté de la colonne vertébrale dont la région
cervicale semble prête à se prendre.

Quelle est la nature de ce processus à marche envahis-
sante, à forme ankylosante? S'agit-il d'une affection ren-
trant dans un cadre nosologique déjà tracé? Et, dans ce cas,
à quelle variété connue et déjà décrite d'arthropathie peut-on
la rattacher?

En passant successivement ces affections en revue, nous
pouvons tout d'abord mettre hors de cause la *tuberculose
articulaire*. L'ankylose, qui en est la suite, ne survient que

consécutivement à une immobilisation voulue et prolongée pendant un temps fort long, nécessitée par une arthropathie à marche lente, entraînant un ensemble d'accidents et de lésions articulaires et péri-articulaires trop caractéristiques pour qu'il faille même les rappeler ici

Certaines *arthrites infectieuses* se terminent fréquemment par ankylose; mais la marche aiguë de ces arthrites qui, le plus souvent, n'atteignent qu'une jointure ou qui les atteignent simultanément si plusieurs sont prises, n'a rien de commun avec la forme indolente et torpide de l'affection qui nous occupe.

De toutes ces arthrites, *l'arthrite blennorragique* est la seule à laquelle nous pourrions ici penser; on sait que celle-ci a pour caractères habituels *d'être mono-articulaire, d'être excessivement douloureuse et de provoquer très souvent l'ankylose.* Quand la blennorragie affecte plusieurs jointures, elle les prend en général simultanément et non successivement; des articulations envahies, les unes entrent en résolution; parfois sur d'autres, l'arthrite se localise, se cantonne et aboutit à la suppuration ou à l'ankylose. Mais je n'ai pas souvenir d'arthrites blennorragiques évoluant successivement et séparées par des intervalles de plusieurs mois chez le même sujet; encore moins d'arthrites blennorragiques envahissant symétriquement divers groupes d'articulations. D'ailleurs la forme même des accidents est toute autre dans l'arthrite gonococcique. La douleur y occupe le premier rang avec les phénomènes de gonflement, d'œdème péri-articulaire et de rougeur plus ou moins diffuse. L'ankylose elle-même qui lui fait suite est d'abord une fausse ankylose fibreuse, s'accompagnant d'un empâtement profond masquant les extrémités osseuses, et ce n'est que tout à fait à la longue que la fusion osseuse des surfaces articulaires se constitue, quand elle se produit. J'insiste sur ces caractères différentiels, car la première idée qui pourrait se présenter pour expliquer la production d'arthrites multiples chez une personne jeune, est celle d'une arthrite blennorragique poly-articulaire. Chez la malade qui est le sujet de notre observation on peut, d'ailleurs, exclure, presque avec certitude, l'hypothèse d'une infection gonococcique.

Restent les affections articulaires qui dépendent du *rhumatisme* et celles qu'on rattache improprement à cet ordre

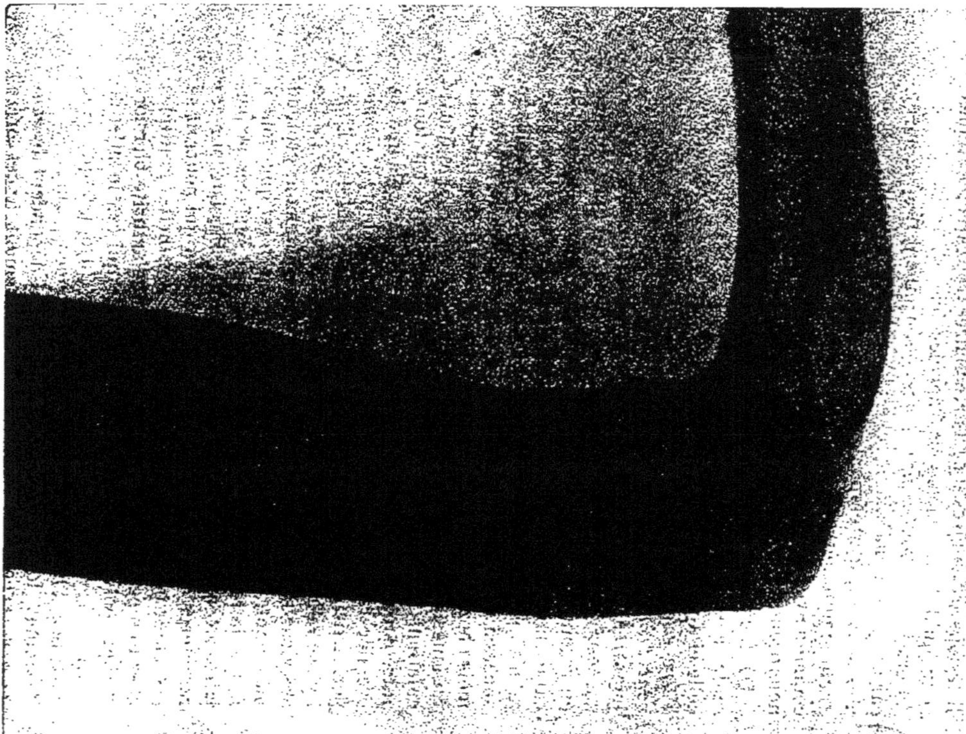

Fig. 1. — Ankylose osseuse du coude droit.

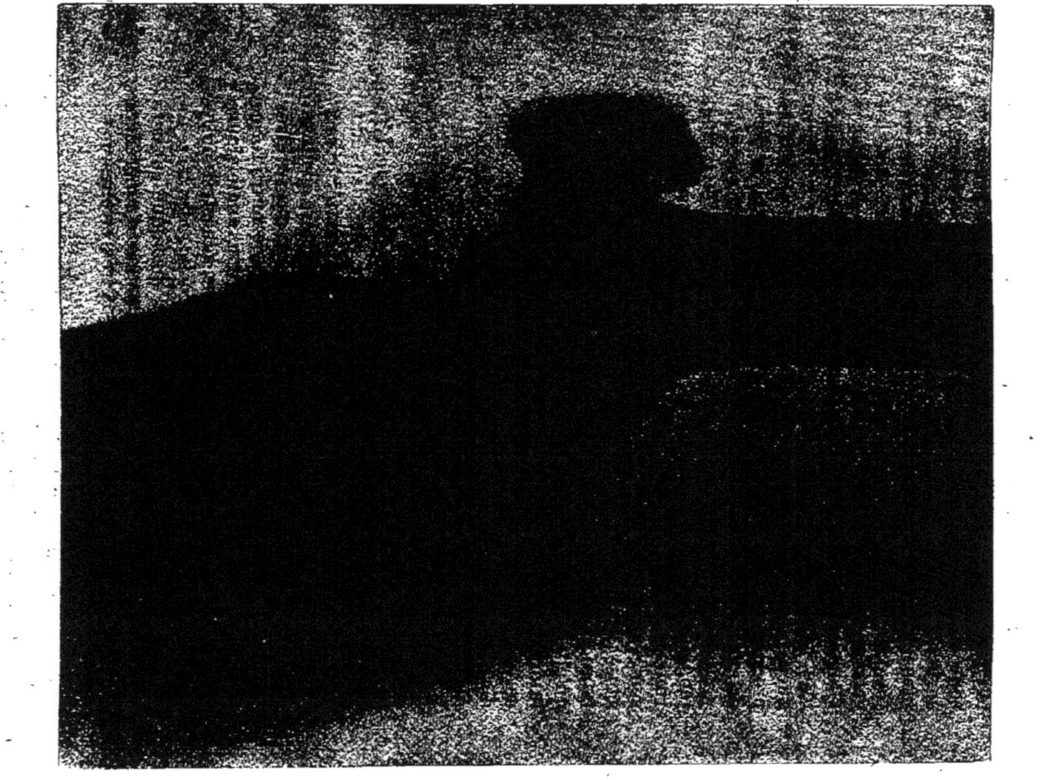

Fig. 2. — Ankylose osseuse du genou gauche.

de causes. Parmi celles-ci nous devons tout d'abord placer
le *rhumatisme noueux*. Ce qui pourrait y faire penser ce
sont les déformations des doigts, les déviations latérales, la
sorte de rétraction que ceux-ci présentent, la flexion permanente des membres supérieurs; là s'arrêtent les analogies·
Ce qui caractérise le rhumatisme noueux, ce sont les
rétractions tendineuses et ligamenteuses qui produisent
l'immobilisation et les déformations, mais non point l'ankylose; l'ankylose vraie n'existe pas, ou du moins ne s'observe
guère dans le rhumatisme noueux. Ici nous assistons à la
production d'ankyloses véritables sans que les tissus péri-
articulaires paraissent affectés dans leur intégrité, sans qu'il
y ait trace de contractures musculaires ou de rétractions
tendineuses. Cela seul suffit à faire rejeter l'hypothèse du
rhumatisme noueux comme cause des accidents que présente notre malade; son jeune âge, son aspect de bonne
santé apparente, l'absence de participation du rachis et de
la nuque aux déformations, tout l'ensemble des phénomènes
qu'elle présente nous éloigne davantage encore de cette
interprétation; à plus forte raison ne peut-il être question
de *rhumatisme goutteux* et l'aspect même des déformations
digitales, dont est atteinte cette jeune personne, ne rappelle
que de très loin les *nodosités d'Heberdeen*.

Pour ce qui est du *rhumatisme chronique poly-articulaire*
proprement dit, les mêmes objections se présentent : il ne
peut être question ici de la *forme déformante* dont *l'arthrite
sèche* est le type local le plus accentué; en effet, dans cette
variété de rhumatisme chronique, c'est la laxité, le relâ-
chement des jointures affectées qui est le caractère dominant
et qui s'explique aisément par les déformations des surfaces
articulaires qu'on y observe. Mais il est une autre forme
dont, nous le verrons tout à l'heure, les lésions anatomiques
ont été récemment étudiées : c'est la forme adhésive, ankylosante (*polyarthritis chronica ankylopoëtica* des auteurs
allemands). Cette sorte de rhumatisme chronique consiste
en des arthrites plastiques avec formation d'adhérences
articulaires et péri-articulaires fibreuses très étroites, mais
l'ankylose osseuse fait presque toujours défaut; de là
résulte que les articulations, très gonflées, très déformées,
jouissent encore d'un reste de mobilité qu'on ne peut
provoquer sans causer des douleurs vives, mais qui ne

disparaît jamais complètement. L'affection procède par
poussées plus ou moins douloureuses, atteignant simultanément plusieurs jointures, s'accompagnant parfois d'un
état fébrile assez accusé; à ces poussées succèdent des
périodes de rémission suivies de nouvelles périodes d'acuité
à la suite desquelles les articulations restent toujours plus
atteintes dans leur mouvement et dans leur état physique.
Le système musculaire est, dès le début, profondément
troublé dans sa nutrition et prouve, par l'atrophie qui
envahit les muscles correspondant aux articulations malades,
sa participation au processus pathologique ; celui-ci le com-
plique le plus souvent d'un état d'anémie, d'affaiblissement
général, presque de cachexie auquel les lésions cardiaques
qui procèdent du rhumatisme ajoutent encore une cause
nouvelle de gravité. L'évolution ankylosante multiple,
presque sans douleurs, sans atteinte appréciable de l'état
général, sans déformations articulaires et sans dégénéres-
cence secondaire des muscles, n'est donc nullement en rapport avec ce que nous voyons dans le rhumatisme chronique.

Cherchons donc parmi des affections plus rares, qui
entraînent la production d'ankyloses généralisées ou plus
ou moins multipliées, et parmi celles-ci commençons par
mettre de côté la *myosite ossifiante progressive*, décrite en
1869 par Münchmeyer comme une entité pathologique et
dont on trouve une étude très complète et fondée sur un
grand nombre d'observations, publiée par MM. Weil et
Nissim dans une des dernières années de la *Nouvelle icono-
graphie de la Salpêtrière*

Toutes les lésions, dans cette affection bizarre qui finit
par transformer le corps entier en un bloc osseux, en une
tige rigide, se passent en dehors des jointures; ce sont les
muscles de la nuque, du dos, de la racine des membres,
puis ceux des membres supérieurs et inférieurs, tous pris
successivement sauf ceux de la face, sauf les sphincters qui
restent indemnes, ce sont les muscles qui sont envahis par
une organisation embryonnaire d'abord, puis fibreuse, enfin
par l'ossification; ils se transforment ainsi en autant de
jetées osseuses qui cerclent les articulations et qui les
immobilisent progressivement : il suffit de la palpation
pour faire reconnaître la nature et le siège de ces lésions

qui n'ont rien de commun avec celles qui nous occupent.

Mais il est une affection qui présente, au contraire, avec elle, de nombreuses analogies : c'est la *spondylose rhizomélique* décrite par Strumpell en 1897, par M. Marie en 1898. C'est une affection ankylosante au premier chef, qui paraît procéder en provoquant la fusion osseuse des surfaces articulaires, sans s'accompagner de lésions péri-articulaires, musculaires, tendineuses appréciables, et qui envahit simultanément, pour les immobiliser, les articulations du rachis et de la racine des membres ; parmi celles-ci les articulations coxo-fémorales surtout sont le siège de l'ankylose. La cause de ce processus ankylosant ne nous est pas connue, mais il est impossible de ne pas signaler l'analogie singulière que présente la spondylose rhizomélique avec la maladie dont nous recherchons la nature : jeune âge des sujets atteints, envahissement progressif et symétrique d'articulations par une lésion qui se résume en un seul mot, l'ankylose ; absence de troubles fonctionnels et d'atteinte de l'état général ; tout les rapproche, un seul caractère les sépare : toutes les articulations qu'envahit la spondylose rhizomélique sont restées indemnes chez notre malade ; toutes celles qui, chez elle, sont ankylosées sont respectées par la spondylose rhizomélique, dont notre cas se distingue ainsi par une répartition absolument opposée des lésions.

Ces différences et ces analogies avaient frappé notre collègue le prof. Raymond quand, dans une intéressante étude publiée en 1901 dans ses leçons sur les maladies du système nerveux, il décrivait les caractères et recherchait la nature d'un cas de *maladie ankylosante progressive et chronique*, cas qui présente avec le notre une telle ressemblance qu'on ne peut hésiter à les considérer comme deux exemples d'une seule et même affection.

La malade de M. Raymond était âgée de vingt-deux ans ; à l'âge de douze ans, à la suite d'une crise d'étouffements, elle fut prise subitement de gonflement et de douleurs dans les trois grandes articulations du membre inférieur gauche : hanche, genou, cou-de-pied. Les douleurs, le gonflement diminuèrent bientôt et disparurent laissant à la suite une ankylose de ces trois articulations qui, moins de trois mois après, était complète.

Quatre ans se passèrent, puis les trois grandes articulations du membre supérieur droit se prirent de la même façon et en trois mois arrivèrent à l'ankylose.

Deux ans après, ce fut le tour du membre supérieur droit, dont les articulations principales : épaule, coude, poignet, à la suite d'une période de gonflement et de douleur, firent une ankylose complète.

Enfin, après un intervalle de quatre ans, le membre supérieur gauche fut pris et s'ankylosa de même.

A ce moment, et en dernier lieu, le rachis, surtout dans ses régions supérieures, cervicale et dorsale, s'immobilisa. Les doigts eux-mêmes participèrent à l'ankylose : à gauche, le pouce s'ankylosa; il conservait à droite quelque mobilité; à gauche, tous les autres doigts étaient ankylosés sauf l'index; à droite, ils étaient immobilisés dans la flexion au niveau de l'articulation de la première phalange avec la deuxième; les premières phalanges étaient immobilisées dans l'extension sur les métacarpiens correspondants, les troisièmes phalanges étaient étendues sur les deuxièmes; tous les doigts étaient déviés vers le bord cubital de la main.

Toutes les articulations atteintes étaient le siège d'une rigidité osseuse complète; seul, le genou gauche, qui avait été l'objet de tentatives de redressement, conservait quelque mobilité. Les cuisses étaient immobilisées dans l'adduction; les genoux, déviés en valgus, (se croisaient, les coudes étaient fléchis.

Ces ankyloses paraissaient uniquement résider dans une fusion osseuse des surfaces articulaires; aucune déformation des extrémités osseuses ankylosées, aucune tuméfaction péri-articulaire, aucun empâtement autour des jointures ne compliquait cette unique lésion. A aucun moment il ne s'était produit de contractures et le système musculaire ne paraissait atteint que par l'inaction forcée à laquelle il était condamné.

Si cette observation présente avec la nôtre quelques différences de détail, il est impossible de ne pas être frappé par l'identité du processus pathologique qui se révèle dans l'une comme dans l'autre par cette évolution symétrique, procédant par bonds, envahissant successivement et parallèlement les mêmes articulations ou les mêmes groupes d'articulations, d'un côté d'abord, puis de l'autre, et laissant entre chaque atteinte et la suivante un intervalle plus ou moins long. Chaque poussée articulaire est annoncée par une période de douleurs, caractérisée par un gonflement passager qui se dissipe laissant à sa suite une ankylose définitive; cette ankylose est une ankylose complète ou presque complète, les parties molles péri-articulaires n'y prennent aucune part, il n'y a ni engorgement, ni organi-

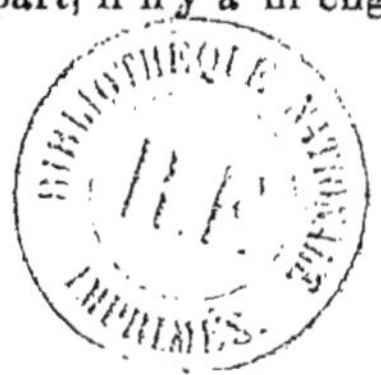

sations fibreuses péri-articulaires; c'est bien entre les surfaces articulaires conjointes que se produit la fusion. On ne trouve même pas de déformations osseuses résultant de la production d'ostéophytes, de jetées osseuses unissant les extrémités articulaires; rien, en un mot, qui révèle une irritation formatrice partie du périoste. Enfin, le système musculaire, à aucun moment, ne prend part à l'immobilisation des jointures; et la contracture, qui ne manque presque jamais dans les affections articulaires douloureuses, fait ici défaut du commencement jusqu'à la fin.

Sur les *radiographies* que nous avons fait faire des articulations ankylosées, on peut constater, en effet, la fusion des surfaces articulaires, de la rotule avec le fémur, du fémur avec le tibia, pour le genou; au coude, la continuité complète qui existe entre les colonnes osseuses de l'humérus, du radius, du cubitus, ainsi que l'absence de déformation des extrémités articulaires confondues dans cette ankylose.

Comme différences nous avons à signaler l'évolution plus rapide, les intervalles moins longs qui séparent les attaques, chez notre malade, l'intégrité des articulations de la hanche et de l'épaule; l'atteinte très légère qu'a subie la région vertébrale qui n'est point ankylosée, comme chez la malade de M. Raymond, et qui ne présente encore que des signes d'arthrite cervicale, douleurs et craquements; enfin ce fait important et peu en rapport avec les autres manifestations observées chez les deux malades et qui toutes se rapportent au système articulaire : cette hyperostose costale survenue à la suite d'une éruption de zona et sur laquelle on pourrait peut-être bâtir une théorie pathogénique, s'il convenait, à propos d'une observation presque unique, de se livrer aux hypothèses. Il faut faire observer d'ailleurs que, chez notre malade, l'affection est beaucoup plus récente qu'elle ne l'était chez celle de M. Raymond quand il publia son observation, et que bien des lésions survenues en dernier lieu sur la seconde, comme l'ankylose du rachis, n'ont peut-être pas eu le temps de se produire chez la première.

En cherchant partout des faits analogues, nous avons trouvé, dans un très intéressant mémoire de Peter Janssen, paru en 1903 dans le XII° volume des *Mittheilungen aus den Grenzgebieten der Medicin und der Chirurgie*, la relation de

deux autopsies suivie de l'étude anatomique détaillée de
lésions osseuses paraissant relever d'un processus ankylosant très semblable à celui dont étaient atteintes nos
malades.

L'histoire clinique des sujets qui ont été le point de départ
de cette étude, est trop écourtée pour que nous puissions
affirmer qu'il s'agissait de l'affection même dont nous
venons d'esquisser les caractères; mais les lésions anato·
miques et le processus pathologique lui-même paraissent
de même ordre.

Dans ces cas comme dans les nôtres, il y avait une absence
complète de lésions des parties molles, de participation de
l'élément fibreux périphérique au processus immobilisateur. La contracture, la rétraction des muscles n'y prenaient
nulle part. Il n'y avait aucune trace de jetées osseuses,
d'ostéophytes, ni de productions osseuses ou de déformations autres des surfaces articulaires elles-mêmes, C'était
entre ces surfaces elles-mêmes que paraissaient s'être
concentrées toutes les lésions.

Celles-ci consistaient dans la disparition du revêtement
cartilagineux des surfaces articulaires qui étaient toujours
reconnaissables grâce à la persistance de leur lame com-
pacte; la disparition des cartilages diarthrodiaux laissait
entre celles-ci un écartement d'un à deux millimètres. Cet
espace, laissé libre par la résorption du cartilage, était
comblé par des jetées osseuses parties d'une des extré·
mités articulaires pour se continuer dans l'extrémité con-
jointe, en traversant la lame ˙compacte de revêtement de
ces extrémités osseuses; ces jetées osseuses, affectant la
direction des travées osseuses de la substance spongieuse
auxquelles, suivant la théorie de Julius Wolff, l'os doit son
architecture normale, établissaient entre les extrémités
articulaires, ainsi confondues, une véritable fusion anatomique et physiologique qui des deux os n'en constituait
plus qu'un seul.

La destruction du cartilage diarthrodial, la production des
jetées osseuses unissant les surfaces articulaires, procéde-
raient, suivant Janssen, d'un double processus :

1° Destruction du cartilage, précédée de sa vascularisation
et du ramollissement de la substance fondamentale par
prolifération du tissu conjonctif provenant de la synoviale

et pénétrant les cartilages diarthrodiaux de la circonférence vers le centre;

2° Pénétration, au travers du revêtement compact des surfaces articulaires, de la moelle osseuse qui y creuse des lacunes, puis des trous au travers desquels ce tissu envahit l'intervalle des surfaces articulaires; c'est aux dépens de cette pénétration du tissu médullaire que se formeraient les travées osseuses nouvelles établissant la fusion des surfaces articulaires et produisant l'ankylose osseuse.

Sans vouloir affirmer que ce mode, suivant lequel, pour Janssen, se produirait la fusion osseuse entre les surfaces articulaires dans certains cas de maladie ankylosante, soit le processus anatomique auquel nos deux malades ont dû l'immobilisation de deux articulations, il est intéressant de signaler dans ses observations, comme dans les nôtres, l'absence de tout travail extra-articulaire ou péri-articulaire, de tout élément surajouté dépendant de la contracture des muscles, des rétractions tendineuses, des rétractions ligamenteuses, des organisations capsulaires, des productions périostiques elles-mêmes contribuant à constituer l'ankylose. La fusion des surfaces articulaires seule, sur les pièces étudiées par Janssen, paraît avoir été, comme chez nos malades, la cause anatomique de la perte définitive des fonctions de ces articulations.

Ces lésions, en tout cas, sont bien différentes de celles récemment étudiées encore par Mally Kachel dans la forme immobilisante, ankylosante du rhumatisme chronique (*Ziegler's Beitræge zur path. Anatomie*, t. XXXIII, p. 327, 1903), lésions où la transformation du tissu cartilagineux du revêtement des surfaces articulaires malades en tissu fibreux, ne donne jamais lieu à l'ankylose osseuse, où le tissu osseux lui-même ne prend aucune part active au processus immobilisateur et n'est atteint que d'une façon secondaire par l'atrophie et la raréfaction, où l'élément péri-articulaire, la contracture, les dégénérations et les rétractions musculaires prennent une part active, et auxquelles se joignent fréquemment les altérations viscérales chroniques du rhumatisme.

Pour cette considération et pour bien d'autres, nous ne serons nullement tenté de faire de l'affection que nous

venons de signaler, M. Raymond et moi, une variété de
rhumatisme chronique. Ainsi que l'a dit notre maître
Brouardel, le rhumatisme est une de ces agglomérations
dont on détache une tranche toutes les fois que l'on y
touche; nous n'avons donc aucune raison d'accroître d'une
espèce nouvelle ce groupe pathologique qui tend de plus en
plus à se dissocier. Nous serions bien plutôt tenté de
rechercher la relation qui peut rattacher cette altération
singulière de la nutrition des articulations à un désordre du
système nerveux; l'existence chez notre malade d'une para-
lysie spinale de l'enfance accusée par l'existence du pied
creux que nous avons découvert chez elle, l'apparition, au
cours de l'affection elle-même, d'un zona suivi d'une hyperostose costale développée au même niveau, semblent nous
inviter à entrer, sur ce point, dans la voie des hypothèses.
Pas plus que M. Raymond nous ne nous y engagerons;
il nous suffit d'avoir ajouté au cas observé et publié par
notre collègue, un nouveau cas tout à fait de même ordre
et caractérisant nettement avec lui un syndrome clinique
assez semblable à celui de la spondylose rhizomélique, mais
suivant une marche inverse et presque opposée puisqu'il
procède des extrémités vers le tronc, au lieu de se mani-
fester premièrement au rachis. Ce syndrome, nous le répé-
tons, réside dans la production par poussées successives et
symétriques d'ankyloses précédées d'une courte période de
gonflement et de douleurs modérées. Dans la production
de ces ankyloses, les surfaces articulaires seules semblent
être le siège des lésions et le théâtre des phénomènes qui
amènent la perte des mouvements : les tissus fibreux
articulaires et péri-articulaires, la contracture et la rétraction musculaire n'y prennent aucune part, et les lésions
observées par Janssen dans des cas présentant avec les
nôtres une certaine analogie, nous donnent l'explication
anatomique probable de ce processus ankylosant qui aboutit
à la fusion osseuse des extrémités osseuses dépouillées
de leurs cartilages.

Du *traitement* nous n'avons rien ou bien peu de chose à
dire : par quels moyens attaquer une affection générale
dont on ignore la nature? Les reconstituants, les toniques,
les médications par lesquelles on cherche à atteindre les
troubles intimes de la nutrition, la sérothérapie, 'opothé-

rapie n'offrent pas plus de chances de succès que de raison de leur emploi.

Certaines indications locales peuvent résulter de circonstances particulières créant des impotences particulièrement gênantes ou nuisibles. C'est ainsi que dans un cas de spondylose rhizomélique, M. Nélaton a cherché à remédier à la double ankylose des hanches par une résection coxo-fémorale combinée à une interposition musculaire. Ce mode d'intervention, en effet, pourrait être proposé et employé avec quelques chances de succès si une ankylose déterminée, siégant au coude, au poignet ou à l'épaule, privait complètement l'un des membres supérieurs, ou surtout les deux membres supérieurs, de leur utilisation. Mais, par une circonstance heureuse aussi bien que fortuite, notre malade a ses deux coudes ankylosés à des degrés différents de flexion, de tel sorte qu'en combinant les mouvements que l'un et l'autre de ses membres lui permettent, elle peut encore non seulement pourvoir aux petits usages de la vie, se servir de ses mains pour boire, manger, se vêtir, se coiffer, mais se livrer même à quelques travaux d'aiguille, de crochet et de tricot. Ce dont elle se plaint le plus c'est de ses membres inférieurs qui ne lui permettent ni la station assise, ni la marche, de telle sorte qu'en ce moment, nous n'avons rien à lui proposer pour l'amélioration de son état, et que notre seul rôle se borne à observer la lente évolution de cette affection dont elle nous présente l'un des premiers exemples.

Imprimerie Jean GAINCHE, 15, rue de Verneuil, Paris. — Téléphone 723-73.